Dieta Sirt

Questo piano alimentare completo ti aiuterà a dimagrire, a bruciare i grassi e ad attivare il tuo gene magro per una rapida perdita di peso

I0090006

(Sbloccare i benefici nutrizionali di sirt Food)

Maurizio di Domenico

TABELLA DEI CONTENUTI

Introduzione

La perdita di peso richiede impegno. Sembra che la tua fatica sia sprecata, poiché sarai più grasso di prima. All'inizio tutto sembra andare bene, ma quando perdi i liquidi, non puoi dimagrire più. La dieta fa diminuire il tono muscolare. È una quantità così piccola che mi impedisce di completare le mie attività quotidiane! La preparazione dei cibi che devo mangiare è troppo complicata e gli ingredienti sono difficili da trovare. La dieta è costosa, quindi devo assumere troppi integratori. Perché la dieta funziona e per evitare di perdere il tono muscolare, devo fare contemporaneamente un allenamento intensivo e non ho il tempo né la forza per farlo.

Questo che hai appena letto fornisce una breve sintesi di ciò che si dice quando si pensa a se è opportuno o meno seguire un regime dietetico.

Mentre potresti desiderare di ridurre un po' la tua alimentazione per migliorare la tua forma fisica, poi demordi dopo aver pensato a questo.

Oppure, fai un tentativo, e alla fine tutto finisce così.

Soprattutto, è la costanza che ti manca: dopo due, tre o quattro settimane di sacrifici e rinunce, non ne puoi più e ti rituffi nei tuoi cibi preferiti con più ingordigia che mai. Soprattutto poi, se il gioco non vale la candela e la forma fisica che deriva dai tuoi sacrifici non ti soddisfa in alcun modo. A quel punto, finisci per prendere più peso di prima, anche se il tuo sforzo si è rivelato insoddisfacente.

Non c'è niente di strano in questo, né deve demoralizzarti aver provato emozioni e sensazioni simili.

Che ne dici se ti dicessimo che una dieta può essere il modo giusto per iniziare un percorso naturale e sano che fa bene al corpo e alla mente e che non avrai problemi a cambiare uno stile di vita salutare?

In effetti, è possibile perdere peso senza rinunciare al piacere della tavola, anzi aumentandolo, senza fare grandi sacrifici e senza perdere massa muscolare. Ciò consente di iniziare uno stile di vita sano e duraturo.

Scegli semplicemente la dieta giusta!

Questo libro ti presenta la dieta giusta, che è stata testata da molte persone in tutto il mondo, tra cui molti personaggi famosi. È stata preceduta da anni di studio e da un progetto pilota e si concentra sul benessere, sull'equilibrio e sulla salute.

Stiamo parlando della dieta Sirt, che ti aiuterà a perdere peso e recuperare la tua forma fisica in modo tranquillo. La serenità è stata citata già nel titolo del libro, non a caso!

Insieme, ripercorriamo le tappe che hanno portato alla creazione di questo regime rivoluzionario. Inoltre, vedremo perché è noto come dieta sirt o dieta del gene magro.

Aidan Goggins e Glen Matten, nutrizionisti esperti con una lunga esperienza nel fitness e nell'alimentazione dietetica, hanno fondato la dieta Sirt a Londra. In effetti, durante la loro carriera, hanno seguito l'alimentazione di molte top model e atleti britannici professionisti.

Goggins e Matten hanno utilizzato la loro lunga esperienza per condurre uno studio vòlto che ha esaminato le abitudini alimentari dei popoli più longevi del mondo e ha collegato gli effetti di alcune sostanze contenute nelle specie vegetali (in particolare, i polifenoli) sul corpo umano.

Per quanto riguarda la prima parte del loro studio, hanno scoperto alcune aree del mondo che hanno definito "blu" e dove le persone erano estremamente a base di alimenti vegetali. In queste aree blu, l'aspettativa di vita è più lunga che altrove e l'ipertensione, il diabete, le malattie cardiache e molti tipi di cancro sono meno comuni. Ciò è dovuto al fatto che la maggior parte della popolazione vive in aree più inquinate rispetto ad altre, non si impegna molto nello sport o ha abitudini malsane come il fumo. Le zone blu sono state identificate in varie parti del mondo. Goggins e Matten si sono concentrati su alcune di queste in particolare:

Le isole San Blas: queste isole al largo di Panama sono la patria degli Indios Kuna. In genere, i Kuna non soffrono di ipertensione, diabete, obesità o cancro. Le loro aspettative di vita sono molto elevate. Di conseguenza, la bevanda a base di cacao è tradizionalmente consumata da molti Indios Kuna. Il cacao che essi utilizzano è ricco di flavonoidi, un gruppo di polifenoli molto efficaci per attivare le sirtuine, le sostanze che regolano il metabolismo. Sappiamo che è proprio questa la ragione del loro benessere perché gli scienziati hanno visto come la salute dei Kuna cambiasse quando iniziavano a mangiare cacao prodotto industrialmente quando emigrarono a Panama City.

India: questo paese ha una lunga tradizione di consumo di curcuma.

Questo viene utilizzato sia in cucina che nella medicina ayurvedica come cicatrizzante e antiinfiammatorio. La curcuma è un ingrediente comune nella cucina indiana e si è rivelato essere direttamente responsabile della bassa percentuale di persone che soffrono di cancro in questa nazione. La curcuma è anche molto efficace come antidolorifico e riduce l'ipertensione. Ciò è dovuto alla presenza della curcumina, una sostanza che, tra l'altro, ha la capacità di attivare le sirtuine in modo efficace.

Cina, Giappone e paesi dell'Asia del Sud-Est. Il consumo di tè verde in questi paesi è molto alto. Gli scienziati hanno scoperto che la percentuale di persone che soffrono di cancro ai polmoni e malattie cardiovascolari in questi paesi è significativamente inferiore rispetto all'alto tasso di tabagismo. Gli scienziati hanno chiamato questa caratteristica "paradosso asiatico" e hanno trovato la fonte di questa caratteristica nel tè verde. Secondo gli studi, questa bevanda ha anche la capacità di aumentare la quantità di energia bruciata dal corpo, aiutando a bruciare i grassi mentre mantiene la massa muscolare. In particolare, questi studi hanno scoperto che gli abitanti di Okinawa, in Giappone, vivono molto a lungo. Inizialmente si pensava che il motivo fosse genetico, ma poi, come per gli Indios di Okinawa, quando gli abitanti di Okinawa si trasferivano e cambiavano la loro dieta, la loro resistenza alle malattie diminuiva. Quindi hanno scoperto che la loro dieta ricca di verdure, soia e tè verde era alla base della loro longevità.

Il mare del Mediterraneo. La maggior parte dei cibi sirt sono consumati nelle regioni mediterranee, dove si trovano olio extravergine di oliva, verdure a foglia verde, frutta secca e frutti di bosco. Un esperimento condotto in

Spagna su 7.400 persone ha dimostrato i vantaggi della dieta mediterranea. I ricercatori hanno scoperto che mangiare cibi tipici della dieta mediterranea riduce l'incidenza di molte malattie, tra cui l'obesità. I risultati strabilianti dello studio si manifestarono rapidamente e fu completato prima della scadenza prevista.

Goggins e Matten hanno confrontato questi dati con quelli della seconda parte dello studio, che riguardava come i polifenoli (proteine enzimatiche capaci di stimolare e regolare il metabolismo) attivano le sirtuine nelle piante. Hanno scoperto che le persone nelle zone blu consumano spesso alimenti vegetali ricchi di polifenoli attivatori di sirtuine. Ciò significa che i polifenoli possono funzionare come attivatori di sirtuine negli esseri umani. Attivando le sirtuine, il metabolismo viene regolato e il corpo ne trae vantaggio, tenendosi più in forma e evitando l'insorgere di malattie, limitando i segni dell'invecchiamento e migliorando l'umore complessivo.

Dopo le loro ricerche, come accennato, Goggins e Matten hanno anche condotto uno studio pilota per applicare le loro conclusioni teoriche. Alla fine, hanno scoperto che esistono veramente cibi che possono attivare le sostanze chiamate sirtuine.

In realtà, fin dagli inizi degli anni '90, la ricerca scientifica sulle sirtuine è stata molto attiva. Ciò significa che un gruppo di proteine ad attività enzimatica noto come sirtuine ha la capacità di accelerare il metabolismo. La novità del lavoro di Goggins e Matten è che sono riusciti a giungere alla conclusione che, in questo modo, aiutano anche a bruciare i grassi e promuovono una perdita di peso rapida ed efficace. Infatti, fino a quel momento, lo studio delle sirtuine si era limitato an esaminare il loro impatto sulle piante e su organismi estremamente semplici.

All'inizio dei loro studi, Goggins e Matten avevano osservato che il digiuno e l'esercizio fisico sono i due metodi più comuni per attivare le sirtuine.

Però, sintetizzando e integrando i risultati delle ricerche precedenti con l'esperienza empirica, o il progetto pilota, sono giunti alla conclusione che le sirtuine possono essere attivate non solo attraverso il digiuno e l'attività fisica, ma anche attraverso determinati cibi, cioè quelli che i partecipanti hanno consumato in quantità significative.

Tuttavia, abbiamo parlato del progetto pilota. La KX, una nota palestra nel quartiere di Chelsea di Londra, è stata la sede di questo progetto. Questa sperimentazione empirica è stata condotta sui membri della palestra

11

testando la dieta ideata da Goggins e Matten, che prevedeva l'assunzione di una quantità significativa di alimenti che attivavano la sirtuine, i quali sono noti come sirt, per una settimana. In questo modo, dopo la settimana di prova, i partecipanti hanno scoperto che non solo avevano perso peso e bruciato grassi (mediamente 3,2 kg di peso per ciascun partecipante), ma avevano anche registrato un aumento della massa muscolare, contrariamente a quello che si vede con la maggior parte delle diete. Questa è l'innovazione più significativa di questa dieta: consente di perdere peso, bruciare grassi e aumentare la massa muscolare! Durante la fase di sperimentazione si sono verificati ulteriori vantaggi: i partecipanti hanno osservato che dopo sette giorni di dieta solo di rado avevano fame, nonostante abbiano ridotto significativamente il loro apporto calorico, in particolare nei primi tre giorni della dieta. L'aspetto generale della salute era anche migliorato, con tutti che si sentivano più vitali e in forma.

Era la prova definitiva di cui avevano bisogno Goggins e Matten.

Questa dieta è stata chiamata "sirt" o "dieta del gene magro" proprio per la ricerca su cui si basava.

Insomma, la dieta che i due nutrizionisti britannici hanno ideato prevede di assumere cibi che non solo regolano tutto il metabolismo e bruciano i grassi, ma migliorano anche la salute delle cellule, favorendo l'aumento di massa muscolare.

Di conseguenza, la dieta Sirt funziona all'interno del nostro organismo attraverso l'attivazione delle sirtuine, che controllano che i geni rimangano attivi o inattivi a seconda della situazione. In questo modo, migliorano la salute delle cellule. In conclusione, la dieta sirt garantisce anche la longevità!

Ti accompagniamo in questo libro alla scoperta di questa dieta che ha cambiato il modo di pensare al dimagrimento incentrato sull'equilibrio e sulla serenità.

Puoi prendere la decisione di leggerlo tutto d'un fiato e poi tornare sulle sue pagine con calma quando decidi di iniziare questo percorso. A quel punto, sarà facile seguire passo dopo passo le spiegazioni per quattordici giorni di dieta rivoluzionaria e bilanciata.

Ti accompagnerà il percorso verso il benessere e la forma fisica perfetti leggendo queste pagine. Inoltre, ti forniranno curiosità, testimonianze e ricette gustose.

Alla fine del percorso, avrai acquisito un modo nuovo e salutare di mangiare, che ti consentirà di vivere senza sforzi o sacrifici.

Ciò è dovuto al fatto che la dieta Sirt non richiede grandi sacrifici; i primi giorni richiedono solo un po' di costanza, ma ti consente di continuare a mangiare di tutto, anche cioccolata e vino buoni!

Prima di iniziare con il primo giorno di dieta Sirt, cerchiamo di rispondere alle tue domande qui di seguito.

Chi è in grado di seguire questa dieta? Tutti coloro che sentono il desiderio di tornare in forma, sia che abbiano un problema di sovrappeso significativo o addirittura grave. Una precisazione: la fase 1 della dieta è l'obiettivo principale di perdere peso, quindi è sconsigliata per le persone sottopeso. Per coloro che hanno un problema di magrezza eccessiva, è possibile iniziare la fase due, che è quella del mantenimento, e trarre vantaggi significativi da questa fase.

Come anticipato, questo non è solo un regime dietetico che ti aiuta a perdere peso, ma promuove anche uno stile di vita sano ed equilibrato che ti aiuta an aumentare la massa muscolare e a ristabilire il tuo benessere generale.

È possibile seguire una dieta vegana o vegetariana seguendo questa dieta? Sì. Anche in questo libro riporteremo molte ricette e combinazioni vegan friendly. Anche se non si sconsigliano completamente i prodotti di derivazione animale, gli alimenti sirt sono un'integrazione essenziale della dieta vegana o vegetariana poiché sono tutti di origine vegetale. Va chiarito che l'adozione di un regime alimentare sirt non risolve totalmente i problemi che possono insorgere in coloro che escludono completamente i cibi di origine animale. Le carenze di vitamina B12, calcio, iodio e vitamina D dovranno essere riintegrate tramite integratori alimentari e bilanciando la dieta con alimenti che possono sopperire al meglio alla mancanza di cibi di origine animale.

Chi è afflitto da una patologia cronica ed è costretto ad assumere farmaci regolarmente può seguire questa dieta? Non possiamo fornire una risposta precisa in questo caso, quindi ti consigliamo di parlarne con il tuo medico. Ogni caso è diverso, quindi potrebbero non esserci problemi in alcuni casi, anche se l'alimentazione consigliata potrebbe causare complicanze.

È sicuro seguire questa dieta durante la gravidanza? Meglio di no: dimagrire durante la gravidanza non è consigliabile perché il tuo corpo richiederà una quantità maggiore di nutrimento per affrontare la pressione della gravidanza. Nonostante ciò, i sirt possono essere incorporati nella dieta quotidiana con molti vantaggi.

È possibile seguire questa dieta per coloro che soffrono di celiachia? Certo! Non c'è problema: i venti cibi sirt non contengono glutine. Basterà seguire le precauzioni standard per gli altri alimenti.

È possibile combinare questa dieta con altre diete? Molto probabilmente stai già seguendo un regime dietetico e sarebbe spiacevole ricominciare da capo. Puoi farlo aggiungendo i cibi sirt al tuo regime alimentare e bevendo succo verde durante tutta la giornata.

Come posso conciliare il mio bisogno di vitamine e altre sostanze nutritive con il mio desiderio di mangiare cibi sirt? Non diventerà troppo impegnativo? Non c'era nulla di più sbagliato! I cibi sirt contengono polifenoli, che sono sostanze che attivano le sirtuine. Ciascuno di loro svolge una varietà di funzioni, tra cui antiossidanti, disinfettanti, prevenzione dei tumori, prevenzione del diabete e ostacolo alla produzione di radicali liberi. I sirt non contengono grassi saturi e sono pieni di vitamine e sali minerali. Alimentare a base di essi significa fare del bene al proprio organismo, indipendentemente dalla loro funzione per il dimagrimento. Per quanto riguarda i vegani, lo stesso vale per loro: dovrebbero consumare maggiori quantità di selenio, vitamina B12, calcio e vitamina D attraverso l'esposizione frequente e breve ai raggi solari. In conclusione, nessuna preoccupazione aggiuntiva!

Pertanto, iniziamo subito con la nostra prima giornata di allenamento!

Cosa Sono Le Zone Blu E Dove Si Trovano

La teoria delle Blue Zone

I

Una dieta equilibrata è senza dubbio il segreto per avere un corpo in salute e una vita lunga. Non è una sorpresa che l'alimentazione sana e il desiderio di vivere a lungo termine siano correlati. I nutrizionisti che hanno lavorato sulla creazione della Dieta Sirt hanno infatti scoperto una relazione tra i geni che causano la magrezza e la longevità. Questi risultati sono stati ulteriormente confermati in studi altrettanto intriganti sulle aree geografiche chiamate "blu".

Dan Buettner ha condotto ricerche per la National Geographic Society e ha trovato il modo di analizzare il problema della longevità, dando origine alla teoria delle Zone Blu. Ciò ha portato an una scoperta interessante: la longevità è più alta in alcune parti del nostro pianeta. Sono state anche identificate aree con tassi significativamente inferiori di demenza senile rispetto alla media, come Icaria in Grecia o Okinawa in Giappone.

Prima di entrare nel dettaglio della relazione tra la seguente teoria e la Dieta Sirt, è necessario dare un'occhiata a cosa sono le Zone Blu e dove si trovano.

Le Zone Blu: cosa sono?

Zone Blu sono zone con prospettive e speranza di vita superiori alla media. La teoria deriva da uno studio sulla popolazione di Nuoro, dove sono stati trovati molti centenari. Il termine "zona blu" deriva dal fatto che, durante il corso della ricerca, gli studiosi erano soliti cerchiare in blu le aree geografiche in cui conducevano i loro studi e poi "tingere di blu" le aree in cui erano stati rilevati tassi di longevità superiori alla media.

Tuttavia, cosa rende un'area specifica "blu"? Quali elementi contribuiscono alla longevità? Per questo motivo, sono stati identificati alcuni stili di vita che facilitano questo processo. Non solo è noto che fare attività fisica regolarmente e mangiare una dieta sana e bilanciata sono fondamentali per vivere più a lungo, ma è stato anche scoperto che le relazioni familiari sono molto utili.

Quali sono le Zone Blu?

La ricerca ha indicato cinque aree che potrebbero essere considerate Zone Blu: la Sardegna, in particolare la provincia di Nuoro; Okinawa in Giappone; Loma Linda in California; Nicoya in Costa Rica; e Icaria in Grecia.

In Sardegna, molte persone vivono in buona salute a 100 anni, mentre an Okinawa ci sono stati bassi tassi di demenza senile, e nei pressi di Loma Linda sono stati condotti studi su coloro che sono considerati i più longevi del Nord America. Dal 2007, numerosi studi a Nicoya hanno dimostrato che le persone erano in buona salute anche in fasce d'età più avanzate; infine, in Grecia c'era una grande popolazione di 90enni che non aveva mai avuto un disturbo fisico o mentale.

I ricercatori hanno sviluppato nuove teorie sul rapporto tra alimentazione e longevità grazie ai dati raccolti dopo gli studi sulla longevità.

Di conseguenza, la Dieta Sirt può essere considerata un metodo efficace per garantire una buona salute a tutti coloro che la seguono.

La connessione tra la dieta Sirt e la longevità

Tutte queste ricerche hanno permesso di condurre un'analisi incrociata allo scopo di identificare i fattori che contribuiscono alla stretta correlazione tra uno stile alimentare sano e una vita longeva e in salute. Ed è proprio sul legame tra questi due fattori che si basa la Dieta Sirt, che fornisce gli strumenti giusti per applicare le conoscenze acquisite per garantire un miglioramento delle condizioni di vita attraverso l'adozione di un regime nutrizionale sano.

Capitolo IV: La sfera dei cibi sirt

Puoi seguire questi passaggi se desideri seguire i protocolli della Dieta Sirt.

Come aiutarti a seguire la dieta Sirt

Secondo la dieta Sirt, ci sono due fasi. Si prega di seguire questa dieta per almeno tre settimane se si desidera notare un miglioramento. Anche dopo tre settimane, puoi continuare a seguire questa dieta aumentando gradualmente l'assunzione di alimenti ricchi di Sirtuina. Il miglior piano di mantenimento per questa dieta è questa soluzione semplice. Non dimenticare di provare tutte le ricette Sirt che sono presenti in questo libro. Ognuna di queste ricette include una varietà di alimenti sirt che il tuo corpo richiede.

Per rendere la Dieta Sirt più facile e efficace, è necessario prepararsi per entrambe le fasi e creare un piano per mantenere i risultati ottenuti.

Fai uno

Durante questo periodo, dovresti limitare il tuo consumo di calorie. Dovresti aumentare la quantità di succhi verdi che consumi ogni giorno per una settimana. Secondo i creatori di questa dieta, durante la fase iniziale, è possibile perdere fino a 7 libbre (3,18 kg) a settimana. Ricorda che non devi superare le 1000 calorie al giorno. È sicuro prendere tre bicchieri di succhi verdi al giorno. Dopo aver finito di bere i succhi verdi, puoi aggiungere qualsiasi dei pasti a base di frutta che sono descritti nei capitoli delle ricette. Sei sulla strada giusta finché non superi l'apporto di 1000 calorie.

Se la fase iniziale è difficile, non preoccuparti; questa restrizione calorica dura solo per i primi tre giorni. Dal quarto giorno della fase uno, puoi aumentare il tuo apporto calorico fino a 1500 calorie al giorno. Si può facilmente includere due succhi verdi ogni giorno mentre si consumano due o tre pasti principali. Nei capitoli successivi troverai molte ricette tra cui scegliere, tutte con valori nutrizionali. Saranno estremamente utili per ottimizzare i tuoi pasti!

Fase 2

A differenza della fase iniziale, questa dura due settimane. Anche in questa fase non è necessaria una restrizione calorica, ma la perdita di peso costante è una caratteristica comune. Potresti preparare tre pasti diversi al giorno. L'unica regola da tenere presente è che ciascuno di questi pasti deve contenere cibi ricchi di Sirtuina. Durante questo periodo, non vi è alcuna restrizione calorica. Non mangiare più del dovuto e mangiare solo quando hai fame.

Dopo aver completato queste due fasi, sei completamente indipendente dal passaggio successivo. Ripetere queste fasi è utile se desideri mantenere i vantaggi dimagranti della Dieta Sirt o perdere più peso. Anche se non vuoi ripetere le procedure precedenti, non dimenticare di includere una varietà di alimenti sirt nella tua dieta. Cerca di bere almeno un sorso di succo verde al giorno. Facendo parte del proprio stile di vita, questa è un'abitudine sana e non ci sono svantaggi.

Aumentare la tua attività fisica e modificare il tuo stile di vita

È fondamentale includere un livello adeguato di attività fisica nella tua routine quotidiana mentre segui un regime dietetico. Non appesantire eccessivamente il tuo corpo è altrettanto importante. L'apporto calorico è relativamente basso nei primi due giorni. Di conseguenza, durante la prima settimana, dovresti evitare di affaticare troppo il tuo corpo e concentrarti su esercizi leggeri. Il rischio di perdere massa muscolare aumenta se ti sforzi troppo all'inizio.

Aumenta l'intensità dei tuoi esercizi durante la seconda fase. Non c'è alcuna restrizione sulle calorie durante la seconda fase della Dieta Sirt, ma dovresti essere attento a ciò che mangi. Durante questo periodo, non usare schemi alimentari scorretti di nuovo. Se lo fai, perderai ogni perdita di peso ottenuta nelle prime due fasi di questa dieta.

Per perdere peso e mantenerlo, devi gradualmente migliorare la tua dieta e incorporare l'esercizio nella tua vita quotidiana. Non puoi perdere peso senza mantenere un deficit calorico. Un deficit calorico si verifica quando il tuo corpo consuma più calori che consuma. La perdita di peso e il mantenimento sono fattibili se si mantiene questo. Ti sentirai sufficientemente attivo e in forma se fai esercizio solo per 30 minuti al giorno.

La cosa migliore da fare è rivolgersi an un professionista qualificato per pianificare un programma di allenamento che ti accompagni durante la dieta con il massimo risultato possibile.

Suggerimenti per la riduzione del peso

Oltre a seguire tutte le raccomandazioni che sono state fornite nei capitoli precedenti per ottenere una perdita di peso sana con la Dieta Sirt, ecco alcuni consigli che puoi seguire per massimizzare la perdita di peso e i suoi vantaggi.

Concentrati sull'allenamento fisico. L'allenamento della forza aumenta la forza aumentando lo sviluppo della massa muscolare, come suggerisce il nome. Si ritiene che questo sia un metodo eccezionalmente efficace per ridurre il grasso addominale o viscerale. La combinazione di esercizi aerobici e di forza può aiutare a ridurre il grasso della pancia.

Un buon sonno è fondamentale sia per il corpo che per la mente. Assumere un sufficiente livello di riposo se desideri che il tuo corpo bruci più grassi. Il sonno aiuta a prevenire l'aumento di peso e aumenta la combustione dei grassi, indipendentemente dal fatto che tu preferisca andare a letto un po' prima o più tardi. In media, gli adulti richiedono almeno sette ore di buona qualità di sonno ogni notte. La mattina seguente ti sentirai più rinfrescato e pieno di energia, e il tuo corpo inizierà a bruciare più grassi.

Se desideri perdere più peso, evita i carboidrati raffinati che facilitano la perdita di grasso. I cereali raffinati e trasformati mancano di quasi tutti i nutrienti utili e sono ricchi di fibre alimentari. Hanno anche un alto indice glicemico, che regola i livelli di zucchero nel sangue e aumenta la produzione di grelina, un ormone che induce la fame. Il consumo di carboidrati raffinati diminuirà automaticamente seguendo il semplice protocollo della Dieta Sirt. Un monitoraggio attento può aiutare a ridurre efficacemente le calorie indesiderate dalla tua dieta quotidiana.

Il cardio potrebbe essere la soluzione giusta per te se vuoi aggiungere più esercizio o attività alla tua routine quotidiana. Un modo efficace per migliorare la capacità del cuore e dei polmoni è l'esercizio aerobico, noto anche come esercizio cardio. Quando l'obiettivo è bruciare i grassi, fare cardio è molto utile. Per ridurre il grasso corporeo o la pancia, il cardio tornerà utile e porterà senz'altro benefici, ovviamente se viene utilizzato insieme an una dieta sana e an un riposo adeguato. Praticare alcuni degli sport più popolari, come nuoto, corsa, ciclismo e camminata, può aiutare a migliorare l'attività cardio. Il processo di perdita di peso può iniziare con 20-40 minuti di esercizio cardio ogni giorno.

Puoi migliorare la tua salute generale sostituendo alcune bevande con altre più sane. Come accennato in precedenza, la Dieta Sirt consente l'assunzione di caffè. La caffeina stimola il sistema nervoso, aumenta il metabolismo del corpo e aiuta a scomporre gli acidi grassi. La caffeina promuove la perdita di grasso aumentando il dispendio energetico e stimolando il metabolismo del corpo. È meglio bere il caffè liscio piuttosto che aggiungere panna, zucchero o latte.

L'allenamento an intervalli ad alta intensità, o HIIT, può aumentare la capacità del corpo di bruciare i grassi e aumentare la possibilità di perdere peso. Questa forma di esercizio ha intervalli di attività e recupero brevi. Un esercizio HIIT semplice che puoi fare è alternare tra una camminata lenta, una corsa e uno sprint per 30 secondi ciascuno, poi fare una pausa di 30 secondi dopo aver completato un blocco completo di ogni attività.

Il digiuno intermittente ti tornerà utile se la tua priorità è perdere peso e grasso. Durante i primi tre giorni, devi ridurre il tuo apporto calorico, anche se stai seguendo i protocolli della Dieta Sirt. Prova a seguire i protocolli del digiuno intermittente dopo aver completato entrambe le fasi della Dieta Sirt. Questo è un modello dietetico che salta tra periodi di alimentazione e digiuno, come suggerisce il nome. È possibile digiunare fino a 16 ore in un solo giorno. Quando sei in una finestra di digiuno, non devi mangiare troppe calorie. L'apporto calorico diminuisce automaticamente in questo modo. Se non ti piace digiunare ogni giorno, puoi provare a farlo a giorni alterni. Il digiuno accelera il metabolismo del tuo corpo e aiuta a bruciare il grasso interno. Quando questo viene combinato con i cibi consigliati dalla Dieta Sirt che sono ricchi di sirtuina, aumenta la perdita di grasso e, di conseguenza, la riduzione del peso. È sempre consigliabile parlare con il tuo medico nutrizionista prima di implementare anche questo approccio e i protocolli di digiuno intermittente.

Suggerimenti pratici per ottenere il massimo vantaggio

Dopo aver imparato i vari vantaggi della Dieta Sirt e le fasi per iniziarla, è il momento di sfruttarla al massimo. Il modo più semplice per farlo è evitare gli errori comuni che vengono discussi in questo documento.

Evitare gruppi di cibo

Evitare un gruppo alimentare non gioverà al tuo corpo. Il tuo corpo ha bisogno di entrambi i tipi di nutrienti, siano essi macro o micro. Per mantenere una buona salute generale, dovresti consumare carboidrati, proteine e grassi sani ogni giorno. Potresti avere effetti negativi sul tuo corpo se il tuo corpo non riceve abbastanza di alcuni di questi gruppi di alimenti. Non c'è nessuna altra regola da tenere presente mentre si segue questa dieta a parte l'aggiunta dei vari alimenti di carne consigliati nel capitolo precedente. Oltre a ciò, è una buona idea sostituire alcuni tipi di alimenti comuni con cibi più sani come la quinoa o il riso integrale. Usando olio extravergine di oliva per cucinare o mangiando una manciata di noci ogni giorno, puoi aggiungere grassi sani ai tuoi pasti.

Concentrati sul consumo di calorie nutrizionali

Migliorare la tua salute generale e la tua forma fisica è possibile attraverso l'adozione di scelte alimentari più sane. Tuttavia, ricorda di non eccedere. Molti alimenti da cucina sono poveri di calorie e sani. Ad esempio, consumare cereali integrali è salutare. Sebbene i cereali possano essere benefici per la salute quando vengono consumati in quantità abbondanti, un aumento di peso è un risultato potenziale. Ogni gruppo alimentare contiene sostanze che sono benefiche per la salute entro limiti ragionevoli. Aumentai di peso se il tuo corpo smette di bruciare le calorie che consumi.

Non dover soffrire la fame.

Il tuo corpo subisce un cambiamento significativo se cambia la tua dieta. Il tuo corpo ha bisogno di tempo per abituarsi alla tua nuova dieta, anche se potrebbe non sembrare così. Ricorda che non devi mai soffrire la fame mentre segui la Dieta Sirt o qualsiasi altra dieta. Il tuo corpo riduce il suo metabolismo generale e smette di bruciare i grassi quando entra in questa modalità.

Potresti essere tentato di ridurre le calorie durante la settimana in modo che tu possa abbuffare durante il weekend. Ciò avrà un impatto sulla massa muscolare. Se il tuo obiettivo è perdere peso e vuoi migliorare la tua salute, non fare ciò che hai detto. Assicurati di mangiare alimenti naturali e sani ogni giorno. Oltre a questo, dovresti includere almeno un frullato verde nella tua dieta quotidiana.

Aspettare risultati in un giorno

È importante tenere presente che questa dieta non è una soluzione rapida.

Ricorda che il tuo obiettivo è migliorare il metabolismo del tuo corpo e migliorarlo con il tempo. Ci vorrà tempo e energia per raggiungere il tuo obiettivo, che sia la perdita di peso o una migliore forma fisica. Credi in questa dieta, segui i suoi regolamenti e si comporta in modo diligente. Non è una delle molte diete trendy. La dieta Sirt ti aiuta an adottare abitudini di vita migliori e a mangiare alimenti più sani. È fondamentale stabilire un regime dietetico che ti mantenga in salute per un lungo periodo di tempo.

Fai attenzione al tuo corpo e mangia solo quando hai fame.

Quando si tratta di impostare una dieta, molti principianti commettono l'errore di costringersi a mangiare solo in determinati momenti. Evitalo. Impara a distinguere solo quando hai davvero fame e quindi hai bisogno di mangiare, evitando di cedere al cosiddetto "mangiare per gola". Quando hai fame, mangia e finisci il pasto quando sei quasi sazio. La maggior parte di noi ha paura di mangiare troppo, soprattutto quando siamo stressati o annoiati. Nel lungo termine, mangiare a causa di stati emotivi è dannoso. Ciò può essere evitato registrando i tuoi pasti. Prenditi nota di ciò che mangi, di quanto e di quali cibi preferisci.

Per quanto semplici, queste informazioni saranno illuminanti. Ti accorgerai che ci sono alcuni cibi che desideri in base al tuo umore. Senza usare il cibo come consolazione o supporto, queste informazioni ti aiuteranno a gestire e comprendere le tue emozioni. Un diario alimentare ti aiuta a migliorare la tua dieta e ti rende consapevole delle tue scelte.

È possibile evitare le trappole e gli errori alimentari comuni seguendo i semplici consigli forniti in questa sezione.

Sono tenuto a seguire alcune regole specifiche mentre seguo questa dieta?

Un adulto in buona salute può seguire questa dieta senza problemi. È consigliabile consultare il proprio medico prima di apportare qualsiasi modifica alla dieta se soffrite di condizioni metaboliche come il diabete. Questa dieta offre sostituti comuni per alcuni alimenti per aumentare le tue possibilità di dimagrire. Non c'è dubbio che questo sia un buon punto di partenza. Tuttavia, per ottenere risultati, è necessario mantenere un deficit calorico, come anticipato, e aggiungere un po' di attività fisica alla tua routine quotidiana. Assicurati di seguire questa dieta per almeno trenta giorni. Alcune cose semplici che devi fare includono prestare attenzione e mantenere sotto controllo il tuo consumo di proteine e nutrienti necessari, mantenendoti sempre idratato. Oltre a ciò, assicurati di dormire abbastanza ogni notte.

È sicuro fare attività fisica durante la fase iniziale della dieta Sirt?

Fai esercizio in conformità con i protocolli di questa dieta. Allo stesso tempo, non eccedere con esercizi troppo impegnativi. I primi tre giorni vedranno una significativa riduzione del tuo apporto calorico. L'apporto calorico giornaliero sarà compreso tra 1000 e 1500 kcal durante la fase iniziale di questa dieta. Durante la creazione del protocollo di allenamento, non dimenticarlo. Per questo periodo, sono più adatti esercizi semplici e attività aerobiche. L'esercizio intenso riduce la massa muscolare se l'assunzione di proteine è limitata. Aumenta anche il tuo metabolismo, rendendo più difficile perdere peso o grasso corporeo. Questo è esattamente ciò che desideri evitare.

Posso includere altre verdure?

Nel capitolo precedente sono stati presentati i primi 20 cibi consigliati dalla Dieta Sirt. Quando si segue questa dieta, è importante mangiare alimenti sani e bilanciati e tenere presente che non bisogna mai consumare troppi alimenti specifici. Anche se puoi mangiare moderatamente vino rosso e cioccolato fondente durante questa dieta, non consumarne troppo può essere dannoso per il tuo obiettivo di perdita di peso e, soprattutto, per la tua salute. Tutti i pasti dovrebbero includere i sirt-food discussi nel capitolo precedente, nelle giuste quantità. Oltre a questo, puoi mangiare indivia, cicoria gialla, asparagi, scalogno, cipolle bianche, bok choy, broccoli e fagiolini.

Quali sono le aspettative per la Fase Uno della Dieta Sirt?

La fase iniziale di questa dieta è una delle più cruciali. I creatori di questa dieta affermano che puoi perdere fino a 7 libbre (3,18 kg) durante questo periodo di tempo. È meglio concentrarsi su questo invece di preparare le basi per migliorare la tua salute generale. I risultati variano in base al livello di esercizio e alla quantità di calorie consumate. Il tuo deficit calorico sarà maggiore e perderai più peso. Non dovresti soffrire di fame mentre lo fai. Se ciò accade, è alta la probabilità che tu stia sbagliando qualcosa. A volte il tuo corpo subisce modifiche, anche se non c'è una grande differenza di peso. I tuoi vestiti potrebbero adattarti meglio, farti sentire più vigile ed energico e migliorare l'aspetto della tua pelle.

Non usare questa dieta o qualsiasi altra dieta come un trucco per dimagrire. Ricorda che non puoi perdere tutti i chili di peso in una sola notte. Studia tutti i vari vantaggi delle Sirtuine che sono stati discussi nei capitoli precedenti. Impara a rimanere informato sui vari suggerimenti e consigli offerti da questa dieta e cerca di assicurarti che sia sostenibile a lungo termine. Ad esempio, se durante la prima fase perdi un peso significativo, ma poi ritorni ai tuoi schemi alimentari scorretti, tutta l'energia investita sarà inizialmente vana.

Pudding Di Chia

Una colazione semplice e fresca da preparare il giorno prima è un modo fantastico per iniziare la giornata, soprattutto nei mesi caldi, ma non solo. Questo delizioso pudding richiede solo pochi ingredienti e pochi minuti per essere preparato. Le proprietà dei semi di chia lo rendono un pasto ricco di proteine, ricco di Omega 3 e di fibre.

Poiché la dieta chetogenica è soggettiva e personale, la ricetta che segue è indicativa nelle quantità e serve solo a fornire informazioni. Deve essere prescritta da un nutrizionista o da un medico. Ogni persona ha un fabbisogno calorico giornaliero diverso e la storia clinica è diversa. Di conseguenza, non è raccomandato intraprendere diete fai da te o cercare esempi dietetici su Internet o in libri, perché potrebbero causare problemi anche gravi invece di portare benefici.

La prima cosa da fare è rivolgersi an un medico, un nutrizionista o un dietologo. Questi professionisti valuterà il vostro fabbisogno calorico e creeranno una dieta chetogenica personalizzata attraverso visite specialistiche e analisi appropriate.

Ingredienti:

- 30g di semi di chia;
- 5 mandorle;
- 1 tazza di latte di cocco;
- ½ cucchiaio di eritritolo;

Preparazione:

Aggiungere un mezzo cucchiaio di eritritolo al latte di cocco in una tazza media e mescolare bene.

Successivamente, aggiungere i 30 grammi di semi di chia, mescolare e lasciare riposare in frigo per una notte.

Il vostro delizioso pudding di chia sarà pronto la mattina, quindi aggiungete le cinque mandorle per decorare e iniziate a mangiare la vostra colazione vitale, salutare e fresca.

Muffin Salato

Questa ricetta è un'alternativa salata alla colazione standard. Sono facili da fare e il composto viene preparato in pochi minuti. Sono perfetti per una colazione chetogenica perché sono soffici, gustosi e privi di grassi.

Poiché la dieta chetogenica è soggettiva e personale, la ricetta che segue è indicativa nelle quantità e serve solo a fornire informazioni. Deve essere prescritta da un nutrizionista o da un medico. Ogni persona ha un fabbisogno calorico giornaliero diverso e la storia clinica è diversa. Di conseguenza, non è raccomandato intraprendere diete fai da te o cercare esempi dietetici su Internet o in libri, perché potrebbero causare problemi anche gravi invece di portare benefici.

La prima cosa da fare è rivolgersi an un medico, un nutrizionista o un dietologo. Questi professionisti valuterà il vostro fabbisogno calorico e creeranno una dieta chetogenica personalizzata attraverso visite specialistiche e analisi appropriate.

- 120g di formaggio emmental;
- 1 cucchiaino di olio;
- 2 uova;
- 200g di verdura mista cotta al forno;
- Sale e pepe q.b

Preparazione:

Per preparare i muffin salati, la prima cosa da fare è utilizzare verdure miste. Assicurati sempre di acquistare prodotti biologici, freschi e non surgelati, come pomodorini, zucchine e melanzane.

Quindi, posizionali su una teglia da forno e cuocerli. Dopo averli cotti, lasciateli raffreddare e tagliateli a pezzi quando sono freddi.

Tagliate il formaggio a pezzettini piccoli e metteteli in una ciotola. Aggiungete quindi il sale, il pepe e le due uova e mescolate bene.

Aggiungi le verdure cotte nel forno e mescolale con le uova e il formaggio.

Versare il composto della ciotola nello stampo per i muffin dopo aver posizionato il cucchiaino di olio nello stampo per i muffin per farlo asciugare bene.

Metti lo stampo nel forno e cuoci per circa venti minuti an una temperatura di 200°.

Dopo che saranno cotti, estraete lo stampo dal forno e lasciate che si raffreddi. Togli i muffin dallo stampo e trasferiscili sul piatto da portata per servirli. Quando i tuoi muffin ricchi di proteine sono pronti, puoi iniziare a mangiarli e augurarti buon appetito.

Lista Della Spesa

La spesa è la cosa più importante se si segue una dieta Sirt. Se si può organizzare bene e acquistare prodotti biologici e freschi con il budget a disposizione, siamo già a metà strada.

Si può risparmiare tempo e soldi risparmiando tempo e soldi compilando un menù settimanale e una lista degli ingredienti necessari.

Possiamo prendere l'abitudine di compilare la lista della spesa la sera per essere sicuri degli alimenti che mancano in frigo se decidiamo di preparare in anticipo i cibi per poi congelarli e consumarli in un secondo momento.

Quando andiamo al supermercato, dovremmo imparare a non comprare la prima cosa che ci viene in mente: Sempre leggere l'etichetta per verificare la tracciabilità del prodotto, quindi scegli prodotti italiani, anche se potrebbero costare qualche centesimo in più, ma puoi essere certo della qualità del prodotto.

Questa regola si applica a tutti i prodotti: non importa se si tratta di verdure e ortaggi, di carne o di pesce, è imperativo che l'acquisto di prodotti italiani sia sempre fresco.

Per essere sicuri di non mangiare prodotti di serra trattati con pesticidi e conservanti, è meglio acquistare verdure, ortaggi o frutta a chilometro zero e di stagione quando possibile.

Se non siamo in grado di acquistare prodotti a chilometro zero, possiamo anche optare per i cibi del supermercato: basta scegliere quelli di stagione e di origine italiana, e le verdure come broccoli e insalate possono anche essere acquistate in busta o surgelate.

Anche per le uova, è meglio acquistare uova provenienti da allevamenti di galline che non sono stati trattati con antibiotici.

Non dimentichiamo di includere il caffè, il tè verde matcha e le cipolle rosse, l'olio extra vergine di oliva e le spezie, come il peperoncino e il curcuma, per insaporire e condire i nostri piatti.

Inoltre, per quanto riguarda la dieta Sirt, una buona bottiglia di vino rosso e una tavoletta di cioccolato fondente all'85% devono sempre essere presenti nel nostro carrello.

La dieta Sirt si basa principalmente su questi alimenti. L'importante è che tutte le ricette e gli abbinamenti degli alimenti siano sempre equilibrati, che rispettino le calorie stabilite e che siano state scritte da un nutrizionista che ha pianificato il nostro percorso Sirt dopo averci visitato, quindi nulla impedisce di aggiungere altri prodotti alla nostra lista.

RICETTARIO

Oggi, la dieta Sirt è una delle diete più popolari e discusse, grazie alla perdita di peso di celebrità come Pippa Middleton e Adele, che ha perso più di 30 chili in un anno.

È una dieta che vieta i carboidrati e i zuccheri, ma richiede molti centrifugati di verdure e frutta e un po' di carne, pesce e uova.

I cibi Sirt sono accessibili ed economici e i loro abbinamenti creano ricette gustose e saporite senza lasciarvi fame o spingervi a mangiare di più.

Di seguito sono ricette facili da realizzare che utilizzano cibi Sirt per preparare la colazione, il pranzo e la cena, nonché degli sfiziosi spuntini o dei golosi dolci.

Le ricette che vedrete sono ottime per replicare nei vostri pasti quotidiani; tuttavia, non cercate di utilizzarle per creare una dieta fai da te, poiché potrebbe causare problemi di salute anche gravi.

Se lo desiderate, puoi utilizzare queste ricette senza problemi; tuttavia, dovresti prima consultare un nutrizionista e creare una dieta Sirt che includa tutti gli alimenti che sono più adatti a te e alle tue esigenze.

Le proprietà del peperoncino thai

Il peperoncino thai è un ingrediente comune nelle ricette che utilizzano

Sirtuine. Questo contiene miricetina e luteolina, due sirtuine vitali per il corpo.

Queste due sirtuine aiutano a mettere in moto il corpo. Sono considerati tra i migliori alimenti disponibili nella dieta Sirt e sono una parte essenziale delle ricette.

È troppo forte per alcune persone, quindi prendi solo la metà del peperoncino e elimina i semi per evitare di bruciarti la lingua.

È un cibo che fa parte della dieta umana da molti anni. È piccantissimo perché la pianta lo usa come difesa per scacciare i predatori.

Sono disponibili in natura in una vasta gamma di colori e in realtà contengono più Sirtuine rispetto ai peperoncini comuni. Dado che stai mangiando qualcosa di piccante, aumentano naturalmente la tua temperatura corporea, il che contribuisce al metabolismo. Il peperoncino migliora la digestione e il metabolismo.

Sono pieni di capsaicina, che provoca bruciore in bocca; tuttavia, la sensazione di bruciore può variare da persona a persona in base al livello di piccantezza che può sopportare. Quando mangiano alcuni, potrebbero persino sentirsi bruciare nella bocca, nello stomaco e nella gola. Sempre dovrebbero essere usati nelle ricette.

Potrebbe essere troppo per alcune persone mangiarne uno solo. Tuttavia, sarai in grado di sopportare il gusto piccante con il tempo se inizi a usarlo un po' ovunque e ti abitua a mangiarlo.

È un alimento essenziale, in particolare se si desidera iniziare il metabolismo. Inoltre, se ami i cibi piccanti, questo è il "cibo Sirt" che imparerai ad amare prima di ogni altro.

Tutti questi alimenti biologici sono buoni per la tua salute, e speriamo che, continuando a leggere informazioni su alcuni dei cibi più insoliti che si trovano nell'elenco, comprenderai i numerosi vantaggi che questa dieta ti offre.

Come Mantenere La Dieta

Come posso seguire questo programma di dieta? È piuttosto semplice.

È costituito da diversi passaggi e dura in totale circa due a tre settimane. Fondamentalmente è una graduale "sirtificazione" della dieta che comporta incorporare questi alimenti il più possibile nei tuoi pasti.

Il modo migliore per farlo è cercare alcune delle ricette dietetiche basate sui "cibi Sirt", di cui forniremo alcuni esempi alla fine. Tuttavia, puoi anche utilizzare i "cibi Sirt" riportati in questo libro al posto dei tuoi cibi preferiti.

Gli alimenti da noi indicati sono facilmente accessibili. Tuttavia, il grano saraceno, il levistico, la polvere di tè verde Matcha e altri ingredienti essenziali per una dieta possono essere costosi. I negozi di alimenti biologici generalmente hanno tutto ciò che abbiamo indicato, quindi ti consigliamo sempre di assicurarti di averlo prima di iniziare a cucinare.

Il consumo di succo verde, insieme agli alimenti già menzionati, è una parte importante della dieta. Dovrai berlo più volte al giorno per assicurarti che abbia tutti gli ingredienti necessari. Dovresti farlo da una a tre volte al giorno; avrai bisogno di uno spremiagrumi e una bilancia perché dovrai misurare attentamente tutti gli ingredienti.

Il succo di frutta verde

Imparare a preparare il succo verde è fondamentale prima di iniziare.

Molte ottime verdure e frutta, insieme ad alcuni altri ingredienti, sono inclusi in questa ricetta. All'inizio potrebbe essere un po' amaro, ma se vuoi un po' di sapore, puoi aggiungere più matcha o zenzero. Puoi ottenere tutte le vitamine di cui hai bisogno con questo centrifugato, che è molto salutare. Inoltre, contiene molti antiossidanti.

Ingredienti:

- 1 oncia di rucola
- 2 gambi di sedano
- Mezza mela verde
- Mezzo cucchiaino di tè verde Matcha
- 2 once di cavolo
- 5 grammi di prezzemolo
- 1 rametto di zenzero
- Mezzo limone

Il limone e la polvere di matcha devono essere separati; Per finire, mettere il limone in un bicchiere, spremerlo e aggiungere la polvere di tè verde. Alcune persone prendono la decisione di produrne subito una quantità considerevole per poterla conservare. Considera se anche questo è il migliore per te.

È un centrifugato gustoso con molti benefici salutari.

Dopo aver scoperto come prepararlo, prendiamo un momento per parlare delle due fasi della dieta Sirt e perché sono importanti.

La prima fase della dieta è la riduzione delle calorie e il consumo di un'abbondante quantità di succo verde. Il suo obiettivo è quello di farvi iniziare a perdere peso e perdere fino a sette chili in un periodo di sette giorni.

Nel corso di questa fase, il consumo di cibo deve essere limitato ai primi giorni a 1000 calorie. Dovresti bere succo verde dopo ogni pasto. Dovresti cucinare "cibi Sirt" ogni giorno. In questo momento, puoi mangiare omelette Sirt, tofu glassato al miso o verdure saltate in padella.

Nel corso degli ultimi due giorni, dovrai aumentare il tuo apporto calorico a 1500 calorie al giorno e consumare due bicchieri di succo verde al giorno, insieme a due pasti indicati nel libro di alimenti Sirt. Durante questo periodo, la maggior parte delle persone perde peso.

La seconda fase è la fase due e richiede circa due settimane. In questa fase di mantenimento, si beve succo verde ogni giorno e si mangiano tre pasti di "cibi Sirt". Perderai peso continuamente. Dovresti cercare di incorporare gli alimenti della dieta Sirt in ogni pasto, insieme ai succhi verdi che ormai conosci.

Puoi continuare a farlo per aiutare a perdere peso, ma sarebbe meglio se inizi an incorporare questi alimenti nella tua dieta regolare.

Questo non significa che dovresti tornare a consumare calorie eccessive. Al contrario, dovresti aumentare regolarmente il tuo consumo di calorie e utilizzare prodotti alternativi Sirt ogni giorno. Alla fine, puoi iniziare a bere succo verde quando vuoi.

In generale, questo è il modo in cui funziona la dieta, e se vuoi iniziare, dovresti seguirla in questo modo. Se il tuo obiettivo non è seguire una dieta, puoi sempre prendere i cibi elencati nel capitolo precedente e cercare un modo per incorporarli nei tuoi pasti quotidiani.

Alcune persone hanno iniziato a seguire questa dieta solo per iniziare a migliorare la loro alimentazione. È un vero cambiamento di stile di vita, non solo una dieta. La dieta può aiutare a perdere peso per un breve periodo, ma è ovviamente più vantaggioso includere questi alimenti nei tuoi pasti il più possibile se vuoi perdere peso per un lungo periodo di tempo.

una pianta che a volte viene chiamata Sedano di Monte. La pianta erbacea ha un sapore di sedano anche se assomiglia al prezzemolo.

Molto usato nel Mediterraneo orientale, si è poi diffuso anche in Italia, soprattutto nelle regioni montane dove può essere trovato selvaggiamente.

Possiamo acquistarlo da negozi di prodotti biologici. forte antisettico, antireumatico, digestivo e tonico. Inoltre, è disponibile in versione essiccata per essere spolverizzata sui piatti. ricco di tannini, oli essenziali e vitamine. Molto concentrato, quindi anche la dose più piccola ha un impatto. Spesso consigliato come trattamento per disturbi dell'apparato urinario, come cistiti, infiammazioni e renella, nonché come terapia complementare per la ritenzione idrica. Utile anche per la digestione e per combattere tonsilliti e bronchiti.

Data Medjoul

I datteri sono tra i frutti più antichi del mondo e provengono dal Medio Oriente. Sono coltivati in qualsiasi zona calda del pianeta. Il frutto è famoso per il suo colore marroncino distintivo. Il dattero "Medjoul", chiamato anche "jumbo" per le sue dimensioni, ha una polpa cremosa e un alto contenuto di zucchero con noccioli molto piccoli. È un'ottima fonte naturale di vitamine, potassio, fosforo, sali minerali e zuccheri. Possono essere detossinanti, antiinfiammatori e digestivi. Sono cibo sia essiccato che fresco. Sportisti li consumano spesso perché producono molta energia rapidamente. Per coloro che soffrono di diabete, devono essere consumati in quantità moderate.

PREZZEMOLO

È diffuso in tutte le culture e viene utilizzato come profumo in ogni tipo di cucina; Tritato viene spesso utilizzato come base per soffritti o in foglie per insaporire sughi e arrosti. Una pianta aromatica con molti minerali e vitamine: In effetti, un cucchiaio di trito di prezzemolo ha la stessa quantità di vitamina C di un'arancia piccola. Il prezzemolo rafforza le difese immunitarie, salvaguarda il sistema cardiovascolare e combatte l'invecchiamento. Contiene calcio, che aiuta a mineralizzare le ossa, i capelli e le unghie e è un'ottima fonte di betacarotene e un'azione antiossidante. Il potassio delle radici viene utilizzato come cataplasma delle foglie per alleviare contusioni, lividi, punture d'insetto e mal di denti e aiuta nella diuresi e nella regolarizzazione della pressione. Non ci sono controindicazioni, ad eccezione di quelle per le donne in gravidanza: in quantità eccessive può causare aborti spontanei, quindi è meglio evitarlo fino al parto.

RADICCHIO RED

un ortaggio comune d'inverno con foglie a forma di lame o petali di rosa. È coltivato principalmente nel Nord-Est dell'Italia. Sebbene ci siano diversi tipi con un sapore amarognolo e altri più dolci, la maggior parte è croccante. Secondo gruppo, le tipologie hanno foglie variegate e uno di colore rosso intenso. Molto ricco di vitamine B, C, E, K e magnesio, potassio, fosforo, zinco, calcio, sodio, ferro, manganese e rame. Poiché è un potente diuretico, ha proprietà disintossicanti. È consigliato anche a coloro che hanno problemi digestivi e stitichezza per la stessa ragione. Nelle diete ipocaloriche, è indicato come privo di calorie. A causa della sua grande quantità di fibre, che aiutano nello smaltimento degli zuccheri, è consigliato per i diabetici di tipo due. ricco di antiossidanti, combatte l'insonnia e riduce il rischio cardiovascolare.

CIPOLLA VERDE

Le cipolle sono molto diffuse in tutto il mondo per il loro forte sapore. ingrediente in molte ricette, in particolare per soffritti, che sono la base di molti piatti. Le cipolle rosse contengono vitamine A, B, C, E, ferro, magnesio, potassio, fluoro, zolfo, calcio, fosforo, flavonoidi e enzimi essenziali per la digestione e il metabolismo. Inoltre, contengono la glucochinina, un ormone vegetale che aiuta a prevenire il diabete. un cibo che ha solo benefici grazie alle sue proprietà antibiotiche, espettoranti, depurativi, diuretici, tonificanti e ipoglicemizzanti. Poiché le cipolle sono piene di probiotici, aiutano a normalizzare la flora batterica. Molta acqua e una piccola quantità di fruttosio danno alle cipolle un gusto dolce e possono essere caramellate. Sia crude che cotte, possono essere consumate in quantità considerevoli nonostante il loro basso contenuto calorico.

Vino rosso scuro

Il vino, come tutti sappiamo, è ottenuto dalla fermentazione dell'uva. Perché è composto da acqua ed alcool etilico a livello chimico, potrebbe sembrare strano che questo alimento sia incluso nella lista dei cibi che combattono l'obesità e l'invecchiamento cellulare. In effetti, una grande quantità di sostanze nutritive può essere veicolata attraverso la fermentazione alcolica. I polifenoli, che sono i componenti principali, sono stati dimostrati in studi recenti come strumenti utili per combattere tumori, disturbi neurovegetativi e malattie cardiovascolari. Sono in grado di combattere lo stress ossidativo grazie alle loro proprietà. Molti studi hanno dimostrato che aiutano a combattere il diabete, i tumori e le demenze e beneficiano le ossa, le colecisti e le articolazioni. Il fatto che il vino sia alcolico significa che può causare dipendenza e quindi deve essere consumato con moderazione. Non dovrebbe essere consumato durante la gravidanza e non dovrebbe essere guidato dopo l'assunzione.

RUCOLA

La rucola, una pianta che cresce in tutta Italia, spesso domina la nostra tavola. Sia in insalata, come base per i panini o come tocco finale nei panini. La vegetale a foglia verde è ricca d'acqua, con una piccola quantità di carboidrati, proteine e grassi. Poiché ha poche calorie e un forte sapore, è ideale per le persone che seguono diete ipocaloriche perché aiuta a ridurre l'uso del sale. La rucola è piena di magnesio, zinco, fosforo, potassio e calcio. Inoltre, contiene vitamina C e ferro, che si combinano per migliorare l'assorbimento del ferro. Nonché i betacarotene, le vitamine del gruppo B, le vitamine E, A, F, J e K. Combatte il meteorismo, promuove la diuresi, previene le ulcere, migliora la qualità del sangue e aiuta a rinforzare il fegato.

SOIA

La soia è comune negli stati orientali. La conosciamo più per i suoi derivati, come il tempeh (un alimento che deriva dalla soia fermentata), il latte di soia, il miso (pasta ottenuta da fagioli di soia fermentati) e il tofu (una specie di formaggio fatto di soia ottenuto dal liquido dei fagioli). La soia contiene molte fibre, vitamine, minerali e proteine vegetali. Di conseguenza, è uno degli elementi fondamentali della dieta orientale. Offre un carico di nutrienti senza calorie o colesterolo. controlla la glicemia, il colesterolo e l'intestino. È un buon antitumorale, protegge le ossa e ricco di calcio. La molecola genisteina, l'isoflavone diazina e le fibre insolubili sono le fonti di queste qualità nel legume. La soia può anche aiutare i crampi mestruali e gli sbalzi ormonali tipici del ciclo, secondo alcuni studi.

FRAGOLE

Le fragole sono uno dei frutti più deliziosi della primavera e sono anche rinfrescanti, diuretiche e ipocaloriche. Sono pieni di vitamine A, gruppo B e C, nonché xilitolo, calcio, fibre, ferro e fosforo. Sono uno spuntino perfetto per coloro che vogliono perdere peso ma vogliono anche qualcosa di dolce.

CURCUMA

La curcuma è una spezia, solitamente in polvere. Questa polvere viene ottenuta macinando alcune piante della famiglia Zingiberacea. Il rizoma, la parte sotterranea del fusto, o radice, è la parte utilizzata perché contiene la maggior parte delle sostanze nutritive. Le sue capacità di combattere l'infiammazione del corpo sono tra le sue caratteristiche più note. Viene utilizzato per trattare dolori articolari, infiammazioni, artrosi e artriti. L'organismo viene depurato, la produzione di bile da fegato viene stimolata e viene favorito lo svuotamento della colecisti. È utile per fluidificare il sangue e fornire antiossidanti. Tuttavia, il suo principio attivo, la curcumina, è un potente antitumorale che aiuta a bloccare gli enzimi responsabili della crescita tumorale. Viene anche utilizzato per guarire ferite e scottature degli insetti. ottimo trattamento per l'eritemi

Mela, Sedano E Cavolo

Ingredienti:

1/2 mela con la buccia

1/2 limone biologico con la buccia

1 cucchiaino di zenzero

10 gambi di sedano con foglie

1 cetriolo medio

Una manciata di gambi di cavolo rimuove la buccia

Istruzioni:

Lavate bene tutti gli ingredienti e tagliateli per metterli nello scivolo di spremiagrumi. Per finire, versare lentamente nello scivolo di alimentazione e lasciare che la pressatura avvenga. Il succo durerà in frigorifero per uno o due giorni se prepari più succo in brodo.

Perfeziona il gusto

Un problema importante con la dieta convenzionale è che questo rende generalmente la cucina miserabile. Riduce l'ultima goccia di felicità dal cibo e ci lascia insoddisfatti. Tuttavia, la gioia del cibo deve essere mantenuta mentre manteniamo un peso sano. Ecco perché siamo stati felici quando abbiamo scoperto che i sirtfood e gli alimenti che migliorano la loro azione come fonti di proteine e omega-3 sono pronti a soddisfare i nostri desideri. Infine, l'ulteriore vantaggio: La nostra salute e i nostri gusti migliorano con la dieta Sirt.

Torniamo un po' indietro per capire come funziona. Le nostre papille gustative determinano quanto sia gustoso il nostro cibo e quanto siamo contenti di mangiarlo. Questo è il gusto di sette grandi recettori. Per ottenere la migliore nutrizione dalla nostra dieta, gli esseri umani si sono evoluti per cercare i gusti che attivano questi recettori. Quando una porzione di cibo stimola più recettori del gusto, siamo più soddisfatti del pasto. Nella Dieta Sirtfood abbiamo anche il menu perfetto per le papille gustative, perché stimola tutti i recettori del gusto. Per riassumere, ecco alcuni dei gusti e degli alimenti che possono essere consumati in una dieta che li soddisfa: Le sette sensazioni di gusto principali sono piacevoli (fragole, datteri); salati (sedano, sh); aspri (fragole). amaro (cocoa, cavolo nero, indivia, olio extra vergine di oliva, tè verde); pungente (peperoncino, aglio, olio extra vergine di oliva); astringente (tè verde, vino rosso) e umami (soia, sh, carne).

Abbiamo scoperto che quando un alimento ha una proprietà che attiva la sirtuina, più attiva certi centri di gusto e riceviamo più gratificazione dal cibo che consumiamo. Inoltre, assicura che la nostra fame sia soddisfatta più velocemente e, di conseguenza, la nostra voglia di consumare di più è diminuita. Questa è una spiegazione importante del motivo per cui le persone che seguono un regime dietetico ricco di Sirtfood spesso sperimentano una sensazione di peso più consistente.

Ad esempio, anche se il cacao naturale ha un sapore amaro piacevole e attraente, è stato estratto dagli avanoli che attivano la sirtuina attraverso metodi di lavorazione degli alimenti industriali violenti. Di conseguenza, il cacao prodotto in massa, insipido e privo di carattere viene utilizzato per produrre dolci al cioccolato altamente zuccherati. A questo punto, i vantaggi per la salute sono scomparsi.

Questo vale anche per l'olio d'oliva. Ha un sapore distinto e potente, con un colpo duro nella parte posteriore della gola quando viene consumato nella sua forma extra vergine senza lavorazione. Tuttavia, quando l'olio d'oliva viene lavorato e raffinato, perde tutte le sue proprietà, diventa mite e insipido e non resiste come questo. Allo stesso modo, le fragole selvatiche sono più buone delle fragole di allevamento a causa del contenuto nutrizionale più ricco che attiva la sirtuina, e i peperoncini piccanti stimolano molto di più l'attivazione della sirtuina rispetto alle varietà più miti.

Sappiamo anche che i Sirtfood individuali possono stimolare più recettori del gusto: Il tè verde ha un gusto amaro e astringente, e le fragole hanno un gusto agrodolce.

Inizialmente, potrebbe essere difficile per alcuni palati adattarsi an alcuni di questi sapori, poiché una grande quantità del nostro cibo contemporaneo manca di sostanze nutritive e del vero gusto. Tuttavia, sarete sorpresi di quanto velocemente si acquisirà il vero gusto. In definitiva, gli esseri umani si sono evoluti per cercare una dieta ricca di sirtfood e proteine e acidi grassi omega-3 per soddisfare il loro appetito e, di fatto, la loro salute. Questo processo evolutivo è durato migliaia di anni, ma non sappiamo perché.

Acquisisci cibo

Vogliamo provare qualcosa di sperimentale. Vorrei che tu ci faccia un lavoro semplice: non immaginare un orso bianco. Cosa ne pensi? Indubbiamente, an un orso bianco. Perché? Perché? da quando ti abbiamo informato. Non informarci che stai ancora considerando questo argomento.

Questo è stato un esperimento pioniere condotto nel 1987 dal professore di psicologia Daniel Wegner, che ha dimostrato che la repressione forzata dei pensieri aumenta paradossalmente e dannosamente quanto pensiamo effettivamente a ciò che stiamo cercando di sopprimere. Perché il tentativo causa un problema con il pensiero soppresso invece di rimuoverlo dalla nostra mente.

Come avrete già notato, questo fenomeno non riguarda solo gli orsi bianchi. La stessa cosa accade quando stiamo mangiando cose cattive e limitiamo i cibi che aiutano a perdere peso. Secondo gli studi, pensiamo a loro più spesso, sollevando la tentazione. Sta consumando tutto prima ancora di poter mangiare! Inoltre, l'ansia per le cose "proibite" che abbiamo vissuto è aumentata e la probabilità di abbuffarci è aumentata.

Ora gli scienziati hanno fornito una spiegazione di ciò che sta accadendo. Tutti devono avere completa autonomia. Quando ci sentiamo limitati, come seguire un regime dietetico rigido, questo crea un ambiente negativo e ci fa sentire a disagio. Ci sentiamo coinvolti in questa situazione disperata e lottiamo per uscirne. Protestiamo contro ciò che ci è stato consigliato di non fare, e lo facciamo molto di più di quanto avremmo fatto in primo luogo. Anche le persone più autocontrollate hanno questo problema. Non importa quando o se. Ora gli scienziati concordano sul fatto che questa è la ragione principale per cui siamo in grado di sostenere le diete e persino osservarne gli effetti, ma hanno difficoltà a fare progressi a lungo termine.

Significa che nemmeno cercare di cambiare le nostre abitudini alimentari non ha senso? Siamo destinati a fallire tutti? No, significa che quando si implementa un cambiamento, dobbiamo prendere la nostra decisione ottimistica e desiderata. Ora siamo consapevoli del fatto che non è attraverso l'esclusione alimentare, ma attraverso l'inclusione dietetica, che possiamo ottenere i risultati desiderati. Invece di concentrare la vostra attenzione sui fattori positivi di ciò che dovreste mangiare, dovreste concentrarvi sui fattori negativi. Facendo così, puoi evitare la reazione psicologica. Inoltre, questa è la bellezza della Dieta Sirt. È esattamente ciò che includi nella tua dieta, non ciò che elimini. La coerenza è la questione, non la quantità di cibo. Inoltre, è necessario farlo perché sei contento di mangiare cibi gustosi e sai che ogni boccone è una taglia di benessere.

La maggior parte delle diete è un modo per raggiungere un obiettivo. Stanno cercando di monitorare il "sottile ideale". Tuttavia, questo non avviene mai prima che la dieta fallisca e non è mai mantenuta, anche se completa. La dieta Sirt è unica. Per garantire che la fase 1, che limita le calorie, si concluda con risultati positivi, è programmata per essere breve e preceduta da qualsiasi reazione negativa. Pertanto, l'unico focus è Sirtfoods. Inoltre, la perdita di peso non è l'unica ragione per cui qualcuno vuole mangiare Sirtfoods. Tuttavia, apprezzare e godersi il cibo genuino è uguale, se non di più, a condurre uno stile di vita sicuro.

Inoltre, dopo aver appreso i vantaggi unici di Sirtfood, che vanno dal soddisfare la tua fame al migliorare la qualità della tua vita, cambiarai le tue abitudini e le tue preferenze. Se ti venisse detto che non puoi mangiare alcuni alimenti, avrebbero perso il loro fascino e perderanno il controllo durante la dieta Sirtfood. Tutti si sono incontrati senza incontrare un solo orso bianco, e diventano solo una piccola parte della dieta.

Come Funziona La Dieta Sirt Per Riattivare Il Metabolismo?

È ora di capire da dove iniziare e come funziona la dieta. Riconoscere la programmazione settimanale e giornaliera ti aiuterà a prepararti mentalmente e fisicamente alla tua dieta.

Avere una programmazione alimentare ti permetterà di capire quando potrai raggiungere i tuoi obiettivi e come potrebbe cambiare drasticamente la tua vita.

È necessario determinare il proprio indice di massa corporea (BMI) e stimare il numero di chili che potresti perdere in un solo giorno seguendo questa dieta prima di pianificare cosa dovrai mangiare nei prossimi giorni. In base a questo risultato, puoi decidere di prolungare la fase di mantenimento o di riprenderla tra un paio di mesi.

So che probabilmente ti starai chiedendo cos'è il BMI (Body Mass Index, dall'inglese). Il indice di massa corporea (BMI) è uno dei più utilizzati indici per determinare se una persona è sottopeso, normopeso, sovrappeso o obesa di primo, secondo o terzo grado. È fondamentale pianificare una dieta in base alla condizione di partenza.

Potresti aiutare una persona che ha difficoltà a camminare a fare la capriola all'indietro? Sebbene sia consapevole che sia un esempio estremo, è essenziale per fornire una comprensione. Ma prima gli insegneresti a camminare correttamente, anche se probabilmente non lo faresti proprio perché sai in che condizioni di disagio vive. Anche sapere da dove si parte è fondamentale perché ci consente di creare un piano di dieta che non è troppo lontano dal nostro stile di vita e che non ci faccia sentire male perché non abbiamo abbastanza cibo.

Per calcolare il tuo BMI, devi prima pesarti. Ho capito che la bilancia potrebbe non essere la tua migliore amica e che vorresti stare lontano da lei, ma dopo questa dieta la vedrai in un modo diverso. Scommetto anche che hai un range di peso oltre il quale non vorresti mai andare; in effetti, tutti noi ce l'abbiamo, ma spesso siamo fin troppo indulgenti con noi stessi. Quindi, vediamo come calcolare il BMI.

Il peso del tuo corpo deve essere diviso per il quadrato della tua altezza.

Per spiegarmi meglio, ti darò un esempio. Imagina di essere alto 1.60 m e pesare 80 kg.

Secondo il calcolo del BMI, il BMI sarà pari an 80 chilogrammi/(1,60 x 1,60=2,56) =80:2,56= 31.25

Sono consapevole che potresti essere un po' confuso adesso perché non riesci a capire a cosa ti serve questo numero, ma non ti preoccupare, adesso ti darò una spiegazione più dettagliata. Una categoria è associata an ogni range di BMI. Insieme, vediamo quali sono:

Le persone con un punteggio di 16,5 an 18,4 sono classificate come "sottopeso" e dovrebbero aumentare i loro chili seguendo una dieta diversa da quella che normalmente seguono.

- I valori da 18,5 a 24,9 sono definiti normopeso, e si riferiscono a persone che in genere conducono una vita sana e sono in forma.

- Da 25 a 30: persone sovrappeso che dovrebbero perdere qualche chilogrammo per rientrare nella categoria precedente.

- I valori da 30,1 a 34,9 indicano obesità di primo grado.

- Da 35 a 40 anni: obesità di secondo grado

- 40 anni o più: obesità di terzo grado.

Nell'esempio precedente, la ragazza rientra nel range di 30,1-34,9, il che la classifica come obesa di primo grado. Successivamente, ti invito a calcolare il tuo BMI prima di continuare nella lettura. Come ti ho detto fin dall'inizio, questo è un libro molto pratico e seguiremo passo dopo passo questo processo di dieta. Non sarai mai abbandonato. Ho letto molti libri sulle diete e la maggior parte di loro trattavano gli argomenti solo in modo teorico. Per questo motivo, vorrei fornirti consigli pratici per iniziare subito, in modo che tu non sappia da dove iniziare dopo aver letto questo libro. È una sensazione che ho provato più volte e mi ha solo irritato.

Ti chiedo semplicemente di seguirmi e di fidarti di ciò che ti dico perché voglio evitare tutto questo per te. Se i risultati non arriveranno o non saranno quelli sperati, avrai provato a seguire un altro percorso. Se invece i risultati arriveranno, avrai cambiato completamente la tua vita. Se pensi che non hai nulla da perdere, sei al punto zero. Ora è il momento di iniziare il primo passo verso il punto uno, che è la tua rinascita, un cambiamento di stile di vita che ti consente di aprire gli occhi e goderti pienamente le sensazioni e le emozioni della vita.

La programmazione che faremo sarà fondamentale per organizzare tutte le tue giornate e adattare la tua dieta.

Perché ogni persona ha diverse esigenze, dovresti cercare di adattare questa dieta al tuo stile di vita. La programmazione che faremo sarà fondamentale per organizzare tutte le tue giornate e adattare la tua dieta. Perché ogni persona ha diverse esigenze, dovresti cercare di adattare questa dieta al tuo stile di vita. Mi spiego meglio: se sai che durante i primi tre giorni sei fuori casa, potresti avere difficoltà an organizzarti per preparare i pasti del fine settimana che puoi congelare e utilizzare durante la settimana successiva. Invece, se hai più lavoro da fare nel week end o potresti avere i bambini, inizia il lunedì e sarai già abbastanza preparato quando arriverai al sabato.

Per quanto tempo è possibile mantenere questo regime alimentare? La dieta Sirt è composta da tre fasi distinte, ognuna delle quali dura una settimana. Pertanto, la dieta Sirt dura tre settimane. Tuttavia, puoi seguirla per un periodo più lungo. Ovviamente, perdere dieci chili in tre settimane non è una possibilità, quindi tutto dipende dalla tua situazione.

Abbiamo anche calcolato il tuo BMI per questo. Nel corso dei primi sette giorni dovresti perdere circa 3,2 kg in più. Ovviamente potresti perdere anche leggermente di meno o di più, ma questi risultati sono solo una media basata su campioni. Nella prima settimana, ho perso tre chili.

Dovresti lavorare per mantenere questa dieta per quattordici giorni successivi, nelle fasi due e tre della dieta. Tuttavia, non seguirai un regime alimentare restrittivo e severo come nei primi sette giorni. Invece, mangierai tutti i cibi che consentono l'attivazione delle sirtuine e non potrai più farne a meno perché ti renderai conto dei risultati che stai ottenendo e di come il tuo organismo reagisce. Dopo poco tempo, dovresti sentirti più in forma se segui correttamente questa dieta.

La seconda fase può essere regolata in base alle tue esigenze; tuttavia, sebbene molte persone sostengano che solo 8 giorni siano sufficienti, sarebbe consigliabile non superare le due settimane. Dovresti mantenere un limite di calorie moderato per queste due settimane. Non ricomincerai a mangiare come prima, mangiando qualsiasi cosa senza preoccuparti di cosa mangi.

Se ti sarai trovato bene con questo regime alimentare, puoi applicarlo an altri aspetti della tua vita. Puoi incorporare questo regime alimentare nelle tue abitudini in modo meno restrittivo, ovviamente. In questo modo, puoi mantenere tutti gli effetti della dieta nel tempo.

Il problema con molte diete è il cosiddetto "effetto yoyo", che significa che le persone perdono molti chili durante la loro dieta per poi recuperarli quando la dieta è finita. Questo dovrebbe essere evitato. Non incorrerai assolutamente in questo rischio se segui i consigli che ti do in questo libro.

In generale, il protocollo alimentare Sirt è l'ideale se vuoi aggiungere un cambiamento alla tua routine alimentare con cibi sani e ricchi di sostanze nutritive per il tuo corpo. Per questo motivo ti consiglio di non rinunciare a questa esperienza per un periodo limitato di tempo. Non seguire questa dieta solo un mese prima della prova costume, né un mese prima di un matrimonio o di un evento significativo. Vorrei che tu sfruttassi tutte le informazioni che trovi in questo libro e segui il programma alimentare che ti aiuterà a sentirti meglio con te stesso. Non parlo solo dei risultati fisici, ma soprattutto di quelli mentali; vorrei che fossi contento e soddisfatto dei progressi fatti e dei risultati ottenuti.

Per seguire un percorso di dieta che non hai mai seguito, la tua mente e la tua autostima hanno un ruolo importante, ma ne parlerò in seguito.

Ovviamente, dopo aver iniziato la seconda fase della dieta Sirt, che dura le restanti due settimane, puoi ricominciare la prima fase quando vuoi. Puoi farlo quando vuoi. La prima fase non dovrebbe durare più di 7 giorni consecutivi perché potrebbe essere troppo impegnativa per il tuo corpo e il tuo corpo e potresti risentirne negativamente per un lungo periodo.

Molte persone pensano che questa dieta abbia due fasi: Fase 1 e Fase 2. Vorrei aggiungerne un altro, la Fase 0, che è semplicemente la fase di preparazione e, secondo me, ha la stessa importanza delle altre fasi.

Ogni volta che senti il bisogno, puoi ripetere queste fasi a tuo piacimento.

Parliamo quindi della Fase 0, che io chiamo la preparazione.

Di conseguenza, siamo entrati: hai preso la decisione di seguire questo nuovo approccio alimentare. Hai raggiunto la "fase zero", un periodo in cui hai acquisito una quantità significativa di informazioni, ma ancora non hai acquisito le basi per iniziare la dieta. La preparazione è necessaria ogni volta che dobbiamo iniziare qualcosa di nuovo, in particolare quando si tratta di diete. Pertanto, dobbiamo sapere cosa comprare, come preparare il frigorifero e organizzare gli spazi. Questi compiti possono sembrare semplici ma richiedono molta preparazione e impegno. Se fatti bene, possono aiutare a perdere peso.

Per iniziare, ti consiglio di creare spazio nel frigorifero. Questo non è solo una questione di togliere di mezzo gli alimenti che potrebbero tentare, ma anche di fornire ripiani per la verdura. Se non puoi uscire ogni giorno o quasi ogni giorno per comprare le cose necessarie per il succo Sirt, è bene che ti prepari a mettere da parte un po' di cavolo, sedano e rucola. Ricorda che puoi preparare i succhi uno o due giorni prima e conservarli al fresco in una bottiglia, se ne hai la possibilità.

Dopo aver speso, divida direttamente gli ingredienti per i succhi. Ne dovrai fare tre al giorno, e sarà più semplice la mattina, quando hai già diviso e pulito gli ingredienti. Lo so che ci vuole un po' di lavoro prima, ma vedrai che tenere tutto nel frigo e pulire sarà molto più facile.

Assumi che il tuo frullatore sia funzionale e, soprattutto, abbastanza capiente! Sebbene il succo finale sia poco più di un bicchiere e mezzo di grande, gli ingredienti iniziali sono grandi e un frullatore "mini" potrebbe costringerti a frullare per diversi passaggi prima di ottenere il risultato desiderato. Tuttavia, se hai un estrattore, puoi stare a tuo agio perché tutto è molto più semplice con quello.

Un ultimo suggerimento è una lista delle spese. Può essere difficile decidere cosa e quanto comprare se le idee non sono chiare. Ti consiglio di comprare tutto ciò che ti serve per i primi tre giorni, compresi i succhi, per evitare di dover uscire ogni volta per prendere un'aggiunta o, peggio, ritrovarsi con un sacco di sprechi. Pertanto, per un individuo, si tratterà di:

1 cavolo riccio (circa 675 grammi)

Tè verde a base di matcha

250 grammi di rucola

cinque limoni

1 mazzetto di prezzemolo (45 grammi)

1 tavoletta di cioccolato con 85% di cioccolato

4/5 sedani (potrebbe essere necessario più di 1 kg)

quattro mele verdi

Naturalmente, dovrai aggiungere tutti gli ingredienti necessari per preparare i primi tre pasti completi, come pollo, carne (se non sei vegetariano), uova o tofu. Questi ingredienti sono adatti an una sola persona, ma se lo fai con altri, come i tuoi parenti, devi raddoppiare le dosi o triplicarle se siete in 3.

Un'altra opzione è preparare i succhi verdi in anticipo. Il colore del succo potrebbe cambiare dopo poche ore o il giorno dopo. Potresti pensare che non sia più buono da mangiare, ma in realtà è completamente normale. Il sapore rimane invariato e non cambia il giorno successivo, anche se il colore cambia. È fondamentale comprendere se le proprietà di questi succhi verdi sono diminuite nel giro di un giorno o in poche ore. La risposta è no, le proprietà rimangono inalterate, quindi è essenziale per la nostra dieta. Se conservato al fresco e chiuso ermeticamente, non si diffonderà.

Adesso che abbiamo visto tutte le caratteristiche della fase 0, passiamo alle altre due fasi principali. Queste sono le fasi in cui l'azione precede la teoria. Consiglio di non pesare ogni giorno. Invece, aspettare la fine di un percorso o di una fase, cioè circa una settimana, per vedere e osservare i risultati raggiunti. Prima di iniziare la dieta, ovviamente, scrivi il tuo peso su un foglio di carta e magari scatta una foto per vedere quanti chili hai perso e quali risultati hai ottenuto.

Al termine di questo percorso, di solito le persone rimangono letteralmente sbalordite dai risultati che hanno raggiunto.

Quando ho iniziato a seguire questo programma di dieta, è stato lo stesso. Non riuscivo a credere di aver perso così tanto peso in così poco tempo; alla fine ho recuperato la mia forma fisica, e questo mi ha fatto sentire davvero bene.

La fase 1 è ora la più importante di questa dieta. Molti chiamano questa fase "supersonica" perché è un vero sprint che ti consente di perdere peso in pochissimi giorni. È lo scatto iniziale che ti fornirà la forza per completare queste tre settimane.

Cosa fare durante la prima fase?

Nella prima fase sono presenti principalmente due periodi di tempo. I primi tre giorni sono difficili perché puoi mangiare solo un pasto a base di sirt (pranzo o cena) e tre succhi verdi al giorno. Ad esempio, se scegli di pranzare, potresti bere un succo verde a colazione, uno a merenda e uno a sera. Puoi bere succo verde a colazione, merenda e pranzo piuttosto che a cena. Sei libero di organizzare la tua giornata come vuoi. È fondamentale bere tutti i succhi verdi e mangiare almeno un pasto. Dovresti consumare meno di 1000 kcal dal pasto e dai tre succhi verdi.

So che ora giudicherai negativamente questa dieta. Potresti pensare che è troppo impegnativa per te e che non puoi seguirla. Saranno meno restrittive nei giorni successivi, ma questo è solo l'inizio.

Dal 4° al 7° giorno, il numero di pasti aumenterà a due al giorno e le calorie aumenteranno fino a 1500. Dovresti consumare due pasti al giorno e bere due succhi verdi invece di tre come hai fatto nei primi giorni. È meglio berne uno al mattino e uno al pomeriggio. Successivamente a questi primi sette giorni, le cose saranno molto più facili. Questa è simile an una fase di salita. In alcuni momenti, questa salita potrebbe sembrare molto ripida e difficile da percorrere; ogni volta che avrai bisogno di una spinta appoggiata a questo libro, cerca di riprendere coraggio; ci sono passato anche io. Tuttavia, ti posso assicurare che i risultati che vedrai ti faranno capire che se davvero lo vuoi, puoi perdere peso e raggiungere la tua forma desiderata. La tua mente è la tua forza, e il tuo morale è molto importante in questo processo.

Nei primi sette giorni della dieta, ho avuto momenti di demoralizzazione e nervosismo perché questa dieta mi stava togliendo molti dei miei cibi preferiti. Tuttavia, mi sono guardato allo specchio e ho visto che i miei risultati erano fantastici. Inoltre, quando ho letto il funzionamento della dieta Sirt, ho pensato immediatamente che non sarei mai potuto seguirla e che non sarei mai riuscito a seguirla. Tuttavia, la mia testardaggine e la mia voglia di cambiare mi hanno smentito. Una delle cose più belle che mi potessero capitare è stata essere smentita da me stessa in questo modo.

Cosa dovremmo fare durante la seconda fase?

Se la prima fase è stata difficile, ora le cose sono molto più facili. Questa fase è simile an una discesa: devi mantenere il peso che hai guadagnato. Potresti finalmente mangiare tre pasti diversi durante la giornata e non avrai bisogno di contare tutte le calorie che consumi. In questa fase vengono aggiunti cibi e ingredienti come il vino rosso, che ti consentiranno di realizzare piatti molto interessanti. Ti farò vedere cosa puoi cucinare nelle ricette. Questo libro contiene molte ricette che ho scritto per offrirti una vasta gamma di opzioni.

In questo momento, devi solo bere un succo verde Sirt al giorno. Puoi anche fare degli spuntini a metà mattina o metà pomeriggio. Stai attento: questo non significa che puoi mangiare qualsiasi cosa desideri; non puoi ritornare a mangiare cibo spazzatura. Invece, dovrai semplicemente mangiare più spesso ma in modo sano.

Quindi, quali sono i migliori spuntini da mangiare?

Per i tuoi spuntini, ti consiglio di mangiare cioccolato fondente (ovviamente non in grandi quantità) e alimenti come noci o datteri di Medjool. In base alle esigenze del tuo organismo, puoi consumare uno o due spuntini al giorno.

Infine, ci sono ulteriori suggerimenti che mi sento di dare che potresti utilizzare durante le varie fasi della tua dieta. I seguenti sono suggerimenti semplici che possono aiutarti a gestire la tua dieta in modo migliore e forse anche più sereno. Il primo consiglio è bere succhi verdi ogni giorno an intervalli di almeno tre o quattro ore l'uno dall'altro. In questo modo sarà più facile evitare periodi di fame in cui non puoi mangiare nulla. Il secondo consiglio è di bere succhi verdi solo durante i pasti. In questo modo non sarai affamati durante la giornata e non troverai buchi. Ricorda che i succhi sono solo benefici per il corpo e non fanno male. Inoltre, distribuendoli ogni giorno fornirai al tuo corpo un flusso costante di attivatori delle sirtuine, il che ti consentirà di migliorare notevolmente il tuo metabolismo.

Adesso veniamo al punto, quali sono gli ingredienti del famoso succo verde? Eccoli:

- mezza mela verde
- succo di 1/2 limone
- 1/2 cucchiaino raso di tè matcha

- cavolo riccio 75 g
- rucola 30 g di
- prezzemolo 5 g
- sedano verde 150 g di

Adesso vediamo come prepararlo:

Solo devi prendere le verdure, mescolarle e centrifugarle tutte. Dopo aver fatto questo, dovresti frullare la mela e il sedano insieme. Alternativamente, puoi spremere il succo di limone all'interno. Se vuoi, puoi aggiungere un cucchiaino di tè matcha ai centrifugati ogni mattina perché contiene caffeina. In caso contrario, la granulosità del matcha potrebbe essere molto fastidiosa. Assicurati che il matcha sia ben mescolato e sciolto nel centrifugato. Il gusto di questo tipo di tè è unico, quindi dovresti provarlo se non lo hai mai provato prima.

Mescola bene il composto fino a quando tutti gli ingredienti sono completamente amalgamati. Deve essere semplice da bere, non eccessivamente cremoso e non granuloso.

Se non hai tempo per preparare questi succhi durante la giornata, puoi prepararli giorni prima e metterli in frigorifero se sei impegnato la mattina e devi lavorare presto. In effetti, gli attivatori delle sirtuine rimangono stabili nel tempo.

Infine, ti consiglio di cenare presto. In quanto è preferibile non appesantire troppo l'intero corpo prima di andare a letto, questo consiglio è valido per molte altre diete, non solo per questo tipo. È sconsigliabile andare a letto subito dopo aver mangiato; è meglio mangiare non troppo tardi, per esempio tra le 19.00 e le 19.30, in modo che il tuo corpo abbia il tempo di metabolizzare ciò che hai mangiato. So che questi orari possono essere difficili da sostenere a volte perché a volte la tua giornata lavorativa finisce tardi o hai altri impegni. In qualsiasi situazione, ti consiglio di non andare a letto subito dopo il pasto.

Cosa Bere Durante La Dieta?

Abbiamo parlato di cosa mangiare ma non abbiamo ancora parlato di cosa bere. Quindi, vediamo come mantenere il nostro livello di idratazione durante questo programma di dieta. Ovviamente, qualsiasi dieta tu segua, l'idratazione è fondamentale, e questo è particolarmente vero nella fase iniziale, quando il tuo apporto calorico è minimo. Deve abbandonare tutte le bevande gassate ed energizzanti che danneggiano solo il tuo corpo. Inoltre, elimina la birra. Consiglio di bere molta acqua, tè matcha e caffè, regolandoti in base alla tua tolleranza alla caffeina.

Molte persone pensano che il caffè sia sbagliato o che non dovrebbe essere consumato durante nessuna dieta. In questo caso, non è necessario rinunciarci. Se il caffè è qualcosa di cui non puoi fare a meno, questo potrebbe essere qualcosa di fondamentale per te. Per molto tempo, gli scienziati hanno cercato di studiare il caffè per potenziali effetti dannosi. Tuttavia, non ci sono controindicazioni e sembra piuttosto essere un importante attivatore delle sirtuine.

Ricorda che il succo verde Sirt contiene anche tè matcha, che contiene caffeina; quindi, non superare la quantità perché potrebbe avere effetti negativi. Se non sei abituato a consumare quantità così elevate di caffeina, puoi regolare le tue dosi durante la giornata aggiungendo meno caffè o usando tè matcha, che ha una quantità di caffeina inferiore al caffè.Abbiamo visto che la dieta Sirt Reset Metabolism è un regime alimentare che accelera il nostro metabolismo. Ci consente di perdere peso e non riprenderlo con il passare del tempo.

Ciò è dovuto al fatto che questa dieta si basa su un'alimentazione regolare che include l'assunzione di cibi naturali e sani. Ciò migliorerà non solo il nostro peso, che scenderà notevolmente, ma anche la nostra salute.

È chiaro che una dieta povera di grassi e zuccheri è estremamente dannosa perché rallenta il metabolismo e può causare accumuli di grasso localizzato antiestetici. Dopo la prima settimana, per perdere di peso, dovresti seguire una dieta che richiede circa 1400-1500 calorie al giorno e seguire le seguenti precauzioni:

Quando si cuoce qualcosa, dovrebbe essere preferito al vapore, alla griglia o al forno, cercando sempre di non aggiungere troppi condimenti.

- Per i condimenti, dovresti sempre utilizzare olio extra vergine di oliva crudo; se lo desideri, puoi aggiungere succo di limone, aceto di mele o aceto naturale e varie spezie, in particolare quelle con proprietà attivatrici metaboliche.

Il movimento è fondamentale in questa dieta, come ripeto sempre. Una delle prime cose da fare per riattivare il metabolismo è riprendere a muoversi, come camminare velocemente, correre, ballare, andare in bicicletta. Basta solo mezz'ora al giorno, l'ideale sarebbe farlo al mattino presto prima di colazione. Inoltre, vi allegherò un capitolo che include esercizi semplici che potete svolgere comodamente a casa per riattivare il metabolismo.

È impossibile mangiare cibo spazzatura e è fondamentale bere molta acqua. Dovresti bere almeno due litri di acqua naturale e non gassata se puoi. Puoi anche bere tisane drenanti o semplici tè come il tè rosso, il tè verde o il tè bianco, che hanno la capacità di rallentare il metabolismo.

Dieta Sirt: Vantaggi Per La Salute

I sirt food non solo aiutano a perdere peso e a mantenere una forma fisica smagliante, ma danno anche molti benefici al tuo corpo. Scopriamo quindi in dettaglio i vantaggi della dieta Sirt per la nostra salute.

Nelle pagine precedenti si è parlato molto dell'attivazione delle sirtuine; tuttavia, questo vantaggio deriva da particolari componenti del piano Sirt e non è sicuramente l'unico. Il nostro corpo ha anche altri benefici per noi, come il miglioramento della memoria, la pulizia dai radicali liberi, la soppressione dell'appetito, il controllo degli zuccheri nel sangue e, come abbiamo detto, la costruzione di muscoli.

Il programma alimentare Sirt contiene alimenti ricchi di proprietà salutari, come il resveratrolo, che protegge contro agenti patogeni come batteri e funghi. Questa sostanza è già presente nella nostra dieta, soprattutto nel vino rosso e può essere prodotta da varie piante come more e cacao, ma forse non tutti ne sono consapevoli.

Inoltre, i cibi Sirt aiutano a controllare l'appetito del cervello: Per perdere peso, evita il cattivo umore e la depressione.

Questi alimenti sono anche potenti antiossidanti, antinfiammatori e vasoprotettori, in particolare per combattere alcune malattie e tumori persistenti. Anche se non hai un obiettivo specifico di dimagrimento, queste sono ulteriori motivazioni per consumare i sirt food.

Nonostante il programma si configuri come un vero e proprio concentrato di benefici, gli esperti consigliano di non esagerare con i temi di esecuzione, poiché non sono sempre necessari.

Ad esempio, potrebbe essere sufficiente per alcuni ripeterla solo due volte all'anno, mentre per altri potrebbe essere sufficiente ripeterla ogni tre mesi.

Ovviamente, molti fattori soggettivi, come la corporatura e il metabolismo, influenzano principalmente la scelta del periodo.

La dieta Sirt si concentra su alimenti vegetali che possono aumentare il livello di sirtuine nel nostro corpo, come vino rosso, cioccolato fondente, olio extravergine, carne e pesce. Tutti questi alimenti Sirt aiutano a dimagrire e a bruciare i grassi, ma sono spesso esclusi da altre diete.

Ci sono invece nutrienti specifici presenti in questi cibi che aiutano a dimagrire più velocemente di quanto il nostro corpo normalmente farebbe. Vediamo in dettaglio quali alimenti sono inclusi nella Dieta Sirt e che possono essere inclusi nella dieta quotidiana.

Questi alimenti sono ricchi di polifenoli, un gruppo di sostanze chimiche vegetali, che hanno dimostrato di avere molti vantaggi. Il succo Sirt viene prodotto centrifugando alcune piante che sono più ricche di questa proprietà.

Prepararsi Al Viaggio.

Se avessi una laurea in medicina e nutrizione, ti direi adesso cosa dovresti mangiare e in che quantità, e sceglierei con te il programma migliore per aiutarti a raggiungere il tuo obiettivo. Ti fornirei i miei contatti personali per essere informato in tempo reale sui tuoi progressi o dubbi. Alle tue domande risponderei. Cercherei di aiutarti e consigliarti ascoltando i tuoi problemi. Ricorderei quella divertente storia che ti è successa oggi.

Sebbene mi piacerebbe che fosse così, non è così.

Affidati an un nutrizionista per prendersi cura di te.

Questa è stata la mia azione.

Ho effettuato la stessa esperienza.

Ho iniziato lentamente a perdere peso e ho incontrato una persona speciale che mi ha fornito consigli su esercizi che potevo fare a casa. un allenamento che mi ha dato la forza e il coraggio di iniziare a frequentare la palestra.

Nella seconda parte del libro c'è una persona speciale chi si chiama Sergio e insegna fitness in una struttura molto prestigiosa a Roma. Tuttavia, lo scoprirete più avanti.

In questo viaggio, devi circondarti di amici e familiari che sappiano supportarti (e a volte sopportarti) e esperti. Ricordalo.

La parola "sindrome metabolica" mi ha fatto arrabbiare la mia medico. Quando mi ha spiegato i rischi, l'ho compreso e accettato. L'ho amato quando mi ha fornito i mezzi per insegnare educazione alimentare efficace.

La parola "dieta" non mi piaceva mai, piuttosto che "piano alimentare". come una base musicale su cui potevo imparare a cantare e partecipare attivamente senza essere costretto.

La mia dottoressa ha creato la base musicale, e io sono stato responsabile del canto e della buona volontà!

Metaforicamente, la base musicale è composta da una raccolta di suggerimenti che tutti dovrebbero tenere a mente e applicare se vogliono vivere una vita ricca e sana.

Pertanto, il tuo specialista probabilmente ti consiglierà di fare attenzione al consumo di carboidrati semplici (come gli zuccheri rapidi che si trovano in bibite, succhi di frutta e snack dolci) e complessi (come le farine bianche). Anche l'assunzione di sodio e grassi animali e vegetali, come la margarina, devono essere presi in considerazione.

Poiché il sovrappeso è responsabile della maggior parte dei casi di sindrome metabolica, la moderazione calorica è fondamentale.

Controllo delle calorie per evitare confusione con una dieta ipocalorica.

L'alimentazione ipocalorica

La dieta ipocalorica, che si traduce in un consumo calorico ridotto (consumare meno calorie di quanto ne abbia bisogno il tuo corpo), è una strategia popolare per perdere peso prima delle vacanze estive.

Per coloro che non vogliono conoscere i veri rischi che questo regime alimentare può comportare nel medio o lungo periodo, non seguire questa soluzione a meno che non sia prescritta dal tuo medico.

Gli effetti possono essere rovinosi:

Non soddisfarai i tuoi bisogni di sali minerali e vitamine.

Ad esempio, il calcio è essenziale per il benessere delle ossa e il flusso muscolare. Il nostro corpo immagazzina una quantità eccessiva di calcio nelle ossa durante i primi tre decenni di vita. Dopo i trenta anni, questo processo rallenta, diminuisce e cessa, quindi devi affidarti alle risorse disponibili. Se quindi non riesci a soddisfare il tuo fabbisogno di calcio, il tuo corpo sarà costretto a "strappare la scorta" di questo minerale dalle tue ossa. La fragilità ossea, che si traduce in un aumento del rischio di fratture, è più comune durante questa procedura.

Rilassa il metabolismo.

Il tuo corpo ostacola la digestione delle calorie, risparmiando energia. Potresti provare pigrizia, freddo termico e problemi gastrointestinali, come stitichezza.

Distruggi i muscoli che hai.

In assenza di "carburante", la nostra macchina perfetta sarà costretta a prelevare l'energia necessaria ai muscoli per svolgere le loro normali funzioni scomponendo le proteine di cui sono fatti per trasformarle in glucosio. Ciò porta alla perdita di peso e tono muscolare. Sappi che i muscoli devono essere nutriti perché sostengono e proteggono il nostro scheletro.

Un mal nutrimento può causare pigrizia, cattivo umore, mancanza di concentrazione e energia.

Ricorda che mangiare e nutrirci è una delle cose più belle che abbiamo la fortuna di fare tutti i giorni, più volte al giorno. Perché perdere questo piacere?

È sufficiente conoscere le basi delle regole del gioco.